Bibliothèque historique de la « France Médicale »

Quelques appréciations
de ces derniers temps
sur Paracelse

PAR

B. REBER

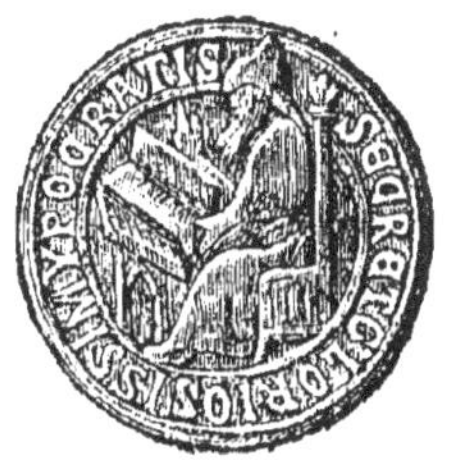

PARIS

HONORÉ CHAMPION

5, QUAI MALAQUAIS, 5

1911

Quelques appréciations de ces derniers temps sur Paracelse

PAR

B. REBER

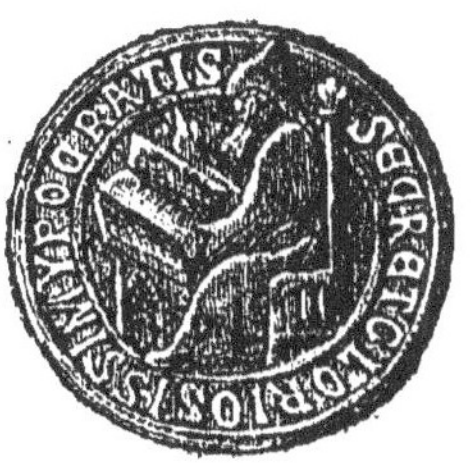

PARIS
HONORÉ CHAMPION
5, QUAI MALAQUAIS, 5

1911

Quelques appréciations de ces derniers temps sur Paracelse

Durant ces quarante dernières années, écoulées depuis que j'ai créé un musée sur l'histoire de la médecine, de la pharmacie et des sciences naturelles, il s'est peu à peu détaché dans mon opinion une figure qui m'est devenue très sympathique. Plus je me suis occupé d'elle, plus j'ai remarqué d'une part un acharnement méchant et aveugle de la dénigrer et de la maintenir dans la boue, où quelques collègues haineux et jaloux l'avaient jetée, et, d'autre part, un enthousiasme indescriptible pour les grands mérites du même homme. Evidemment rien qu'une semblable constatation exerce sur le chercheur indépendant, sur l'historien soucieux de la vérité, de l'exactitude et de l'équité une si grande curiosité qu'involontairement on se sent entraîné vers le sujet. Et plus je me suis plongé dans la lecture des œuvres de Paracelse, dans toutes les biographies sur lui, les nombreuses appréciations sur sa vie et ses travaux, plus je me suis convaincu de me trouver en présence d'une énigme, que cet homme fut incompris à son époque et haineusement calomnié et que sans aucun examen ces calomnies furent non seulement répétées, mais encore amplifiées à plaisir aux xviii⁰, xix⁰ et même au xx⁰ siècle. En présence d'un pareil état de l'histoire de la Science je me suis donné la tâche de contribuer pour mon humble part à apporter plus de clarté dans l'idée que l'on doit se faire à l'avenir de Paracelse et à en éloigner, autant que possible, tout ce qui est faux et arbitraire. Je viens de parler de mon humble part en faveur de l'initiative d'une étude définitive sur Paracelse. Il existe déjà sur lui de magnifiques ouvrages, incontestablement, par exemple sur ses œuvres et les multiples éditions (6), son iconographie (7), ensuite d'innombrables mémoires historiques, philosophiques ou comparatifs inspirés par la personne et les œuvres de Paracelse. Elles sont très nombreuses aussi les biographies, dont quelques-unes seront citées dans les pages suivantes.

Je viens de parcourir un nouveau livre de l'histoire de la médecine (1), et, pour le moment, je me suis arrêté uniquement au chapitre sur Paracelse. Car pour moi les récits sur Paracelse sont la pierre de touche. C'est d'après ce chapitre que l'opinion sur l'ensemble doit se produire. Sans vouloir critiquer l'auteur, même je le féliciterai de son zèle, il me permettra cependant de reprendre u⁰ de mes sujets de prédilection et de rompre encore une lance en faveur du réformateur de la médecine au xvi⁰ siècle, encore si mal traité au xx⁰ siècle. Il faut quand même que l'histoire et les hommes qui la cultivent arrivent à une entente pour faire cesser les calomnies que la jalousie et la haine, comme aussi l'ignorance, ont inventée pour nuire à ce savant d'un caractère original et indépendant. Toutes ces calomnies avaient le but de le combattre en masse, de le détruire, si possible ; décharger sur lui les médisances les plus basses, l'isoler du monde et le livrer au mépris. Ensuite les mêmes nobles créatures lui reprochaient son amour pour la solitude, son dédain de ses contradicteurs et, en général, tout ce qui lui semblait inférieur ; ses adversaires sont furieux de n'être pas pris au sérieux par cet homme qui se moque d'eux très agréablement.

Antérieurement je me suis déjà occupé, en passant, de la façon détestable dont J. G. Zimmermann a dénigré et calomnié aveuglément dans la seconde moitié du xviiie siècle le grand Paracelse (4). A une époque où on commençait à mieux reconnaître l'œuvre du réformateur de la médecine au xvie siècle, ce Zimmermann, dont il ne reste aujourd'hui absolument rien de scientifique, rien de valeur qui ait survécu à l'auteur, ce médecin des cours royales a osé, sans le moindre scrupule, remuer toute la boue des calomnies d'un Eraste et la jeter, avec la plus incompréhensible insouciance, sur un mort disparu depuis deux siècles et demi. Je ne reviendrai pas ici sur les détails de ce scandale. Je me suis assez clairement exprimé. Mais il est nécessaire qu'à toutes les occasions on défende Paracelse contre de pareils agresseurs et qu'on le répète jusqu'à ce qu'on lui rende parfaitement justice sans la moindre restriction.

Pour donner la note juste sur ce Dr Jean-Georges Zimmermann, je ne relèverai qu'un seul fait, qui suffit amplement pour qualifier définitivement un individu à qui toutes les chances souriaient et qui possédait toutes les facultés pour laisser le plus charmant souvenir. Il a abusé de sa situation et publié une biographie remplie de flatteries et de platitudes sur Albert de Haller, non pas après sa mort, mais de son vivant. Il me semble qu'un honnête homme devrait rougir de honte déjà pour dire de pareilles flatteries, mais Zimmermann les a fait imprimer. Evidemment de Haller était un grand aristocrate, très influent, et Zimmermann cherchait sa protection. Je ne lui en voudrais pas si en même temps il n'avait pas calomnié et noirci de la façon la plus ignoble un savant du nom de Paracelse, mort depuis plus de deux siècles et autrement grand et célèbre que lui et de Haller.

Si on veut se faire une idée de ce que les dictionnaires encyclopédiques, sous l'influence des calomnies et méchantes médisances d'un Eraste, d'un Zimmermann, etc., ont été capables de produire sur Paracelse, qu'on lise le Dictionnaire de Jourdan (5). Il appartient à la catégorie des biographes qui ne lui laissent absolument rien de bon. Une pareille partialité fait vraiment pitié pour l'auteur. Mais beaucoup d'écrivains consultent et copient de préférence justement ces médisances. Est-ce qu'il n'existe pas des études beaucoup plus modernes, plus critiques, plus justes, en un mot des livres sérieux, basés sur des enquêtes et des recherches consciencieuses? Les ignore-t-on ou les évite-t-on intentionnellement ? Un peu plus loin je reviendrai sur ce sujet.

Je cite, en passant, un autre auteur récent (2) qui, tout en reconnaissant à Paracelse de grandes qualités, s'exprime ainsi :

« Pour beaucoup, Paracelse est un charlatan effronté, pour d'autres c'est un génie méconnu. En tous cas, une belle intelligence toujours en guerre ouverte contre quelqu'un ou quelque chose, un tribun et un despote ayant développé au maximum le sens très spécial de la combativité. Ne respectant rien de ce qui est respectable, ivrogne et sans aucune tenue ; n'épargnant personne, bafouant la médecine et ses compagnies savantes, *academiæ latronum similes*, il avait des ennemis partout... et c'était justice. »

Pour moi, dire encore du bien de quelqu'un, après l'avoir arrangé de la sorte, me semble se comparer à un meurtrier, qui, voyant sa victime presque morte, par terre, lut offre sa gourde pour boire un coup de cognac.

Mais revenons un instant au livre de M. le Dr Meunier, dont je ne tiens, comme je l'ai annoncé plus haut, à m'occuper qu'en ce qui touche le chapitre sur Paracelse.

En passant, je fais remarquer que l'auteur ne mentionne pas Jean-Georges Zimmermann, ce grand flatteur des autorités médicales et politiques, le plus insensé des détracteurs de Paracelse. Tissot n'est pas cité non plus, pas plus que Coindet, Jurine, Tronchin (indiqué cependant pour ses mérites au point de vue de la vaccine) pour ne citer que quelques omissions de la Suisse romande. Je le fais sans le moindre reproche, car finalement l'auteur est libre de choisir ses matériaux. Mais comme dans les quelques pages suivantes il sera nécessairement question de l'un ou l'autre de ces médecins très distingués du xviii° siècle, j'aurais aimé trouver, à ma disposition, l'opinion du même auteur sur tous. Les passages du livre de M. le Dr Meunier auxquels je tiens à vouer mon attention seront cités et de suite suivis de mes réflexions.

« Théophraste Paracelse se faisait appeler Philippe Aureolus Théophrastus-Bombast von Hohenheim. »

Quand on en veut à quelqu'un on n'est jamais embarrassé de lui trouver des défauts. Paracelse avait, paraît-il, des torts jusque dans ses noms. Ce fut surtout son nom de famille *Bombastus* que les ignorants attaquaient. On assurait que Paracelse était tellement vaniteux et prétentieux qu'il inventait les noms les plus emphatiques pour sa réclame personnelle. Plus tard on allait même si loin qu'on appelait, en général, « bombastiques », des paroles, un ton, une tenue trop exagérés, trop prétentieux. Et cependant Bombastus est le nom le plus légitime de Paracelse. Je suis obligé de revenir plus tard encore un instant sur ce point. Qu'on parcoure, en attendant, les livres de MM. Sudhoff (8) et (7) Aberle.

« Son père était de famille noble et vécut trente-deux

ans à Villach, en Carinthie ; il était licencié en médecine et s'adonnait à la chimie. Il fit donner à son fils une instruction très étendue. » Un peu plus loin l'auteur ajoute cependant que « Wilhelm Hohenheim » (Wilhelm von Hohenheim), son père, avait été son premier maître.

En ce qui concerne le père de Paracelse le point capital n'est nullement que plus tard il soit allé vivre et mourir à Villach. Il a vécu à Einsiedeln, en Suisse, a pris une Suissesse pour épouse et son unique fils est né à Einsiedeln. En quelle année le licencié en médecine Guillaume Bombaste de Hohenheim est-il venu en Suisse ? Pourquoi s'est-il établi à Einsiedeln, dans l'intérieur de la Suisse primitive, dans les Alpes et non pas dans une ville ? D'où est-il venu ? Où a-t-il fait ses études ? Qui sont ses parents ? Car il ne suffit pas qu'on sache qu'il était un Bombaste de Hohenheim, on aimerait bien connaître la réponse à toutes ces questions. Mais, à ce sujet, il règne une profonde obscurité. On sait de lui positivement qu'en 1491 il était établi comme médecin au Pont-du-Diable, près Einsiedeln. Son magnifique portrait à l'huile est conservé au Musée de Salzbourg. Il porte la date de son exécution, 1491. Sur le tableau on remarque un jeune homme d'une allure très distinguée portant dans la main droite un œillet rouge, symbole des fiancés, sur une banderole on lit son âge (34 ans) ; en haut, à gauche se trouve l'écusson des de Hohenheim, à droite un autre, contenant une tête de taureau. Il s'agit ici incontestablement des armoiries de sa fiancée, la future mère de Paracelse, appartenant à la famille Ochsner d'Einsiedeln. Paracelse est né en 1493 au mois de novembre ou décembre. En 1502 le père quittait Einsiedeln pour aller habiter Villach où il pratiqua la médecine pendant 32 ans encore et y mourut en 1534. Comme Paracelse le déclare lui-même, son père fut son premier maître, c'est lui qui mit là base de l'instruction de son fils. De la façon dont celui-ci en parle ; on doit la supposer assez complète au moment où il commença ses études universitaires.

« Il fut demandé à Bâle pour y soigner le fameux imprimeur Jean Froben, qui avait la goutte (1526). Son séjour à Bâle fut de courte durée. Sa réputation tomba tout d'un coup. Jean Froben, qui s'était d'abord bien trouvé de son traitement, tomba de nouveau malade et mourut (1527). Il eut de plus des contestations d'honoraires avec un chanoine de la cathédrale auquel il réclamait cent florins pour lui avoir donné trois pilules de son laudanum, un de ses remèdes secrets. Il plaida, perdit son procès, quitta Bâle, se réfugia en Alsace et vint mourir à Salzbourg (1541). »

Pour l'histoire de la médecine, même la plus restreinte, la plus brève, je considère ce passage par rapport à l'importance prise aujourd'hui dans l'histoire des sciences par Paracelse beaucoup trop incomplet.

C'est justement sur son séjour à Bâle que se concentre la plus grande attention ; ici il atteint son point culminant, c'est la courte période de sa vie la mieux connue, c'est ici que les foudres de la haine l'ont cruellement atteint, de sorte, comme avant son arrivée à Bâle, il a repris, passablement aigri, sa vie errante de pays en pays, ne séjournant jamais longtemps au même endroit.

Longtemps avant son arrivée à Bâle, Paracelse était célèbre par la réussite de ses cures. Quelque part il raconte lui-même qu'il avait guéri 18 monarques, abandonnés par les plus savants médecins. Demandé à Bâle par Jean Froben, imprimeur très renommé, malade des suites d'une dangereuse chute, accompagnée de la goutte, la cure lui réussit de telle façon que notre imprimeur pouvait encore, le même automne, entreprendre un long et pénible voyage à cheval. Comme les professeurs et médecins de Bâle lui avaient proposé l'ampu-

tation d'une jambe, le cas était bien de nature à faire
un grand bruit.

Il n'est donc nullement indiqué d'insister sur le cas
de Froben. Il est devenu assez secondaire. Mais en tout
cas il ne viendrait à l'idée de personne de s'en servir
contre Paracelse, et pour cause. Le traitement et la
surprenante guérison de ce personnage en vue consti-
tuent une de ses gloires. Ils ont établi sa grande réputation à Bâle et ont directement motivé sa nomination
comme médecin officiel et professeur à l'Université
dans cette ville.

Justement à la même époque, en 1526, le poste de
médecin de la ville, en même temps que celui de professeur de médecine à l'Université, devait se renouve-
ler. Froben et son ami Œcolampade, très influent,
recommandaient Paracelse, qui fut nommé.

Seulement les médecins de Bâle s'opposaient à ce
que Paracelse donne des cours à l'Université, objectant
que ceux seuls ayant passé par leurs examens et appro-
bations puissent avoir ce droit. Cette querelle a duré
bien des mois. Paracelse réclama et obtint l'autorisa-
tion officielle. Il annonça ses cours qu'il donna, du
reste, avec un succès énorme. Non seulement de nombreux étudiants de Bâle et des environs s'inscrivaient,
mais les étudiants de Tubingue, de Fribourg et d'ailleurs venaient augmenter le nombre des auditeurs du
professeur jeune encore, mais déjà bien célèbre.

Ce fut un innovateur en tout. Il avait reconnu que
l'ancien système n'était plus une science, mais une
simple exploitation de l'ignorance humaine, exploitation non seulement honteuse, mais cynique et dangereuse. Sans vouloir entrer dans les détails du pro-
gramme suivi par Paracelse, je ne citerai que quelques
faits remarquables, d'après les auteurs les plus esti-
més comme historiens, M. Sudhoff (8), M. Kahl-

baum (11), et en résumant beaucoup d'autres publications sur Paracelse.

Paracelse, dans une pétition aux autorités de Bâle, demandait que les pharmaciens fussent examinés sur leurs connaissances pharmaceutiques, techniques et chimiques, que seulement les diplômés pussent avoir la permission de préparer les médicaments ; qu'il fût strictement interdit de confier ces préparations à des apprentis et à des enfants ; il demande la visite officielle et périodique des pharmacies, une taxe officielle des médicaments et préparations pharmaceutiques et *surtout l'interdiction des contrats entre médecins et pharmaciens dans le but d'exploiter le public systématiquement.* En outre les pharmaciens devraient prêter serment. Comment, demandait Paracelse, voulez-vous guérir les malades avec ces singuliers extraits, sirops, décoctions, électuaires, confitures, avec ces herbages, fleurs et racines moisis ? Une pareille proposition aux autorités signifiait la révolution, c'était un coup de foudre dans un ciel bleu qui valut à son auteur la haine implacable des pharmaciens, de leurs familles, de leurs amis, particulièrement de leurs alliés, les médecins. Et cependant peu à peu, dans les siècles suivants, les autorités ont reconnu justes les réclamations de Paracelse, — un siècle plus tard toutes ces règles ont été suivies.

De la médecine traditionnelle et des médecins de son temps Paracelse, disait qu'ils ne servaient qu'à tuer, anéantir, étouffer, estropier, paralyser et corrompre tout ce que la nature avait encore laissé de bon. Il ajoute que pendant plus de dix ans, pendant ses voyages, il n'avait jamais ouvert un livre de l'ancienne école de Galien ou autres de ce genre, complètement superflu, inutile pour un chercheur voulant sortir de cette méprisable torpeur et se portant avec l'intention de développer les connaissances et de relever une science qui n'avait de celle-ci plus rien que la prétention.

Ensuite, pour faciliter l'accès de ses cours à la jeunesse studieuse moins fortunée, ne possédant pas les moyens d'apprendre le latin à fond, Paracelse enseignait dans la langue du pays, en allemand. C'était le comble pour les vieilles perruques. Une véritable tempête se déchaîna contre lui. Dès lors toutes les médisances, les plus infâmes calomnies étaient approuvées et soutenues par la foule des ennemis parmi lesquels tous les adhérents de l'ancienne école. C'est alors que l'ignoble pasquille contre lui fut affichée aux portes des églises de Bâle. Très courageusement et calmement, il traversa cette époque pénible, mais qui l'a transmis aux temps futurs comme le précurseur admirable, le véritable réformateur de l'enseignement médical et de la médecine elle-même.

Cependant, qui peut connaître les grossièretés et les chagrins que cet homme très vif de nature eut à supporter? Après l'infâme pasquille il adresse un recours au conseil de Bâle, le priant de le protéger contre de pareilles tentatives criminelles. Si, au contraire, dit-il, le conseil n'empêchait pas ces attaques, il se défendra lui-même et pour tout ce qui pourrait s'en suivre il ne répondra plus et il mettra la faute sur le conseil même. Il est certain que le conseil de Bâle ne comprenait pas mieux que les autres contemporains ce révolutionnaire en sciences, n'ayant presque plus que des ennemis. En tout cas sa protection laissa beaucoup à désirer. Paracelse en a senti très probablement une profonde humiliation et une colère en proportion.

Entre temps se passe un épisode qui devait finir, pour Paracelse, d'une manière funeste. Un chanoine de Sainte-Claire, Cornelius de Lichtenfels, connu comme un homme très riche, se trouvait depuis quelque temps entre les mains des médecins de Bâle pour une grave maladie d'estomac. Voyant qu'ils étaient incapables de le guérir, il fait venir Paracelse et lui promet 100 florins pour la guérison. Paracelse accepte et guérit le chanoine avec trois pilules de son « Laudanum ». Revenu à un parfait état de santé avec si peu de chose, le chanoine considère la somme de cent florins trop élevée et n'adresse à son sauveur que six florins. Paracelse porte plainte et réclame la somme convenue et offerte par le chanoine, contrat accepté par lui. Le tribunal le déboute et approuve Lichtenfels.

Ce jugement absolument inique et ignoblement injuste mit cet homme, déjà si irrité, dans un tel état de colère qu'il n'observa plus aucune mesure pour donner libre cours à ses sentiments d'indignation. Seulement, comme il reprochait au conseil sa partialité, son injustice en termes énergiques, celui-ci ordonna son arrestation, en le livrant officiellement à la merci de ses ennemis.

Paracelse quitta promptement la ville de ses déboires et s'enfuit à Colmar, en Alsace. Son séjour à Bâle fut, en effet, de courte durée. Nous le trouvons à Strasbourg le 5 décembre 1526, s'inscrivant comme bourgeois de cette ville et entrant dans la société (abbaye) de Lucerne (lanterne), dont faisaient parties les chirurgiens. D'un autre côté, Paracelse écrit déjà au mois de novembre 1526, de Bâle, à Christoph Clauser à Zurich, une lettre de dédicace de son livre « De gradibus » et signe « Physicus et Ordinarius Basiliensis ». Il semble donc que, pendant qu'il faisait les démarches pour devenir bourgeois de Strasbourg, il fut appelé à Bâle aux deux postes mentionnés plus haut et qu'il accepta avec empressement.

Il existe à Bâle, dans la correspondance de Boniface Amerbach, conservée aux archives, deux lettres de Paracelse, adressées à ce savant, son ami. Inquiet de ce que devenaient, après sa fuite, ses objets laissés à Bâle et la tournure que pouvait prendre son procès, il

lui adressait la première le 28 février, la seconde le
4 mars 1528. Ces documents nous renseignent sur la
longueur du séjour de Paracelse à Bâle. Ce sera de
décembre 1526 jusqu'au mois de février 1528, environ
14 mois.

Il avait pris son enseignement très au sérieux ; il
voulait réformer la science médicale et son application,
il y mit tout son courage, son dévouement et son plus
parfait désintéressement. Mais il avait devancé son
temps de plusieurs siècles. Non seulement il ne recueil-
lit pas trace de reconnaissance, mais la plus profonde
haine suivie de son cortège de calomnies, de médisances et de mensonges. C'est un spectacle inouï, unique. Aucun innovateur n'a subi pareillement l'injustice humaine.

Je tiens ici à résumer encore quelques réflexions.
Quel âge avait donc Paracelse lorsqu'il inaugura si
brillamment, mais d'une manière si révolutionnaire,
son cours de médecine à l'Université de Bâle ? Etant
né en 1493, c'était un homme de 34 ans. D'abord élève
de son père Guillaume de Hohenheim, établi médecin
à Einsiedeln, en Suisse, il a voyagé à travers toute
l'Europe et concentré en lui toute la science et son
application, il connaissait les auteurs classiques à fond,
leur comparaison avec ses propres connaissances acqui-
ses les condamnait. Paracelse possédait à un haut de-
gré le courage de son opinion. Il ne voulait pas se
prêter à la duperie traditionnelle, à la répétition incons-
ciente des erreurs de la médecine officielle, la science
dogmatique, absolument|surannée, non seulement n'étant
plus d'aucune utilité, mais dangereuse, Paracelse était
décidé à signaler toutes ces erreurs et à propager la
vraie science, celle qu'il avait apprise par ses longs
voyages, ses comparaisons, ses études, sa conception
géniale. Pour que la médecine ne reste plus la pro-
priété de quelques privilégiés, mais pour que tous ceux

ayant le goût de l'étude puissent en profiter, il donnait ses cours en langue allemande, en supprimant le latin, dont il était, du reste, complètement maître. De cette façon des garçons pauvres mais intelligents purent se mettre à leurs études de prédilection. Pour ce trait généreux, cette application d'un principe admirable, il s'est attiré la haine et la médisance la plus implacable, la plus colérique de tous les routiniers et de tous les intéressés.

Le séjour à Bâle de Paracelse est des mieux connus de toute sa vie, quoique bien des détails manquent. Aussi j'y insiste particulièrement, parce que c'est l'époque héroïque de notre Paracelse. La haine qui s'est déchaînée contre lui devenait menaçante, elle allait jusqu'au pasquille le plus outrageant et on ne lui épargnait pas les torts matériels. Dans ces conditions, il n'est pas étonnant que cet homme énergique, à juste titre convaincu de sa conduite exemplaire et loyale, se soit quelquefois exprimé dans un langage un peu vert. Je demande au lecteur loyal s'il n'aurait pas agi de même en insistant encore bien davantage.

La médisance, l'infernale calomnie sont tombées sur cet incomparable savant comme les cendres du Vésuve sur Pompeï. Trois siècles et demi il est resté enterré là-dessous sans troubler beaucoup la conscience de la masse. Une fois la recherche de la vérité mise sur le bon chemin, elle fit des progrès vertigineux, de telle sorte que, depuis quelque temps déjà Paracelse est appelé le Réformateur de la Médecine au xvie siècle, une des figures les plus marquantes de l'histoire de la science, un des plus grands bienfaiteurs de l'humanité.

Je me suis déjà occupé de Paracelse dans le Bulletin de la Société d'histoire de la médecine (3), en y ajoutant deux portraits. Dans un autre mémoire (4), je me suis surtout opposé à la continuation des insultes par les historiens modernes envers une des plus grandes

figures de la science et dont rien ne justifie cette conduite tout au moins irréfléchie. Ces infâmes calomnies
contre Paracelse ont pris naissance dans la haine, dans
le sentiment de l'impuissance et de l'ignorance de ses
collègues et ont été inconsciemment répétées jusqu'à
nos jours sans aucune preuve à l'appui. Il me semble
que des gens raisonnables devaient, rien que par acquit
de conscience déjà, réfléchir plusieurs fois avant de
répéter des insultes semblables tout en se voyant obli-
gés de dire du même homme le plus grand bien. N'est-
il pas surprenant que tous les détracteurs de Paracelse,
pour ne pas avoir l'air injuste et ridicule, après l'a-
voir ignominieusement noirci, ajoutent toujours des notes
de glorification? Oui, de glorification, parce que les
louanges des ennemis ne sont certes pas douteuses.

Sans me trouver aujourd'hui déjà dans la possibilité
de reprendre tout le sujet à fond, comme il le mérite-
rait, j'ai cependant cru de mon devoir de répondre à
quelques assertions qui se sont glissées dans le livre de
M. le Dr Meunier, sans doute sans la moindre mau-
vaise intention, mais qui s'y trouvent néanmoins noir
sur blanc. C'est avec un véritable chagrin que je cons-
tate ces faits au xxe siècle.

Je relève, en passant, quelques inexactitudes dans
les indications de bains. Wilbad = Wildbad; Dop-
plitz = Toeplitz; Pfœffers, près du village où Paracelse
est né, est Pfäffers, dans le canton de Saint-Gall, dans
une tout autre contrée, séparée d'Einsiedeln par des
vallées et plusieurs chaines de hautes Alpes. Les Fugger ne s'appelaient jamais « de Schwartz », mais de
Schwatz.

Je profite de l'occasion pour signaler ici une confu-
sion, qui a pris naissance en 1648 dans un livre de
Conring (9) qui, par ailleurs, jouissait justement de la
grande confiance des savants. Paracelse indique dans
sa « Grande Chirurgie » ses maîtres dans les « Sciences

occultes » ; entre autres, il dit beaucoup de bien d'un
« noble et bien honorable Sigismond Füger de Schwatz,
ainsi que d'un certain nombre de ses collaborateurs ».
Ces Füger étaient comtes dans le Tyrol, tandis que les
Fugger d'Augsbourg sont princes. Ces deux très
riches familles possédaient des mines d'argent à
Schwatz.Seulement, comme les princes Fugger sont
devenus très célèbres, Conring, qui avait dans la première édition parfaitement bien indiqué le nom Füger,
l'a changé dans la seconde absolument machinalement
en Fugger.Comme la famille comtale Füger s'est éteinte
bientôt, on ne connaissait plus que les richissimes
Fugger d'Augsbourg, et, de bonne foi, Conring a pu
attribuer à un Sigismond le mérite de maître de Paracelse dans la chimie et la métallurgie.

Des chercheurs érudits de la fin du xix⁰ siècle (8)
s'étonnaient de voir que Paracelse avait lui-même fort
bien distingué entre les deux familles. Il cite son maître Sigismond Füger très respectueusement, tandis
qu'il parle des Fucker presque avec dédain. Cette famille maîtrisait à cette époque le grand commerce
international et importait, entre beaucoup d'autres
marchandises, le bois de Gaïac. A ce sujet, Paracelse
les traite de vils exploiteurs.

Ce fait frappa MM. Schubert et Sudhoff, et bientôt
ils étaient parfaitement au clair. Dans les rapports sur
les mines de Schwatz entre 1500 et 1520 on trouve
deux frères, Jean-Christoph et Sigismond Füger, pro-
priétaires de mines au dit endroit, en même temps que
les Fugger. C'est tout juste l'époque à laquelle Paracelse pouvait faire ses études. D'un autre côté, les recherches des deux savants ont prouvé que, chez les
Fugger, personne ne s'appelait Sigismond. Cette question semble donc nettement tranchée. Ceux qui s'in-
téressent à un exposé très détaillé le trouveront dans
l'ouvrage indiqué (8), second cahier, pages 84 à 87.

Je reprends à présent encore un autre passage du livre de M. le Dr Meunier. « Ce fut un déséquilibré, dit-il, qui s'adonnait à l'ivrognerie, qui se plaisait aux néologismes et aux mots orduriers ; qui par accès avait des idées de persécution ; qui croyait à l'influence des astres, à la vertu des amulettes, aux incantations, aux exorcismes. »

Il n'est pas de trop que les livres sur l'histoire de la médecine entretiennent, par ci par là, la gaieté du lecteur. Par exemple, en ce qui me concerne, j'ai souligné ce passage d'un franc et sincère éclat de rire. Tant pis pour Paracelse. Cependant je suis vite revenu de ma joyeuse surprise. Comment, me dis-je, en 1911, dans un livre d'un air sérieux, on répète des accusations, des calomnies et des niaiseries réfutées depuis longtemps et de la façon la plus classique, la plus radicale, par des savants contemporains à juste titre les plus réputés ! Malgré la répugnance que j'éprouve de m'occuper de ce plat réchauffé, il est absolument indispensable d'indiquer au moins les réfutations de chacun de ces reproches. Ce ne sera, du reste, pas long.

« Ce fut un déséquilibré. » Pour ma part je ne connais pas, au xvie siècle, de savant plus équilibré que Paracelse. Il a fallu de l'esprit, de l'adresse et de la prudence pour naviguer, comme lui, à travers tous les écueils posés à travers son chemin par ses ennemis. C'était peut-être déséquilibré que de sacrifier sa tranquillité, ses intérêts, une pluie d'honneurs et de distinctions qui autrement l'auraient directement atteint, que de signaler publiquement les erreurs et les vices de la médecine et des médecins, ainsi que des pharmaciens. L'histoire en a cependant jugé autrement. Elle taxe Paracelse d'homme sensé, très courageux, qui a rendu par son désintéressement et sa clairvoyance d'immenses services à l'humanité.

« Paracelse rompit avec la croyance à l'autorité des

anciens et voyait seul dans l'étude de la nature et ses
phénomènes l'avenir et la prospérité de la médecine et
des sciences naturelles. C'est ainsi qu'il devint le réformateur de la médecine au xvie siècle », dit M. Sudhoff (12),
professeur de l'histoire de la médecine à l'Univer-
sité de Leipzig. Mais voyons, est-il possible de préten-
dre des choses pareilles d'un déséquilibré ?

Il est évident que les choses n'en resteront pas là. Il
est impossible de tolérer de pareilles divergences dans
l'histoire de la médecine. Mais, d'un autre côté, je suis
parfaitement persuadé qu'une entente sera facile.

Voilà, du reste, comment ce déséquilibré comprenait les devoirs d'un médecin. « Sachez, disait-il, que le
médecin doit songer jour et nuit à son malade, constamment il doit l'avoir devant ses yeux ; il doit agir
avec la plus grande prudence, car la santé de celui
qui se confie à lui doit être son constant souci. Le
médecin ne doit pas porter un masque, pas être une
vieille femme, un menteur, un léger, mais un homme
sincère et sérieux. La base morale de la médecine est
l'amour de son prochain. »

« Paracelse croyait à l'influence des astres. » Moi
aussi et même je ne connais personne qui nie cette
influence. Elle est, du reste, visible partout.

« Paracelse s'adonnait à l'ivrognerie », dit encore
M. le Dr Meunier.

Le pasquille affiché aux portes des églises de Bâle,
en 1527, la plus venimeuse, la plus méchante compila-
tion de calomnies et de grossièretés, une pièce d'une
bassesse inouïe, provenant des collègues de Paracelse,
ne sait rien de l'ivrognerie ni de l'ignorance du latin et
du grec. Si, à ces propos, il y avait eu seulement la
moindre apparence, les pasquillistes n'aurait certes pas
manqué d'en profiter largement. Jusqu'à l'âge de 35 ans,
Paracelse a donc mené une vie de sobriété et d'observation. Il est à remarquer que jusqu'alors il n'avait

encore presque rien publié. Comment aurait-il, dans la suite, avec la vie déréglée d'un ivrogne, avec une tête alcoolisée, accompli une œuvre aussi énorme en relativement peu d'années ? Sans compter qu'après son départ de Bâle il ait mené une vie absolument nomade, sa productivité et la qualité de ses œuvres resteront toujours une preuve de sa force merveilleuse. De toutes les calomnies sur Paracelse celle de l'ivrognerie est vraiment la plus ridicule.

D'autre part, nous possédons suffisamment de déclarations sur sa sobriété, son abstinence même et surtout sur son travail acharné. Après cela veut-on savoir ce que Paracelse lui-même pensait de l'ivrognerie ? « Un médecin qui a bu n'a rien à faire dans une chambre de malade », déclare-t-il. Maintenant, que ce grand maître, adoré par la jeunesse studieuse, ait daigné lever, de temps en temps, une chope, surtout à des fêtes universitaires, comme c'était le cas à Zurich, quel homme sensé lui en ferait un reproche ?

Je ne puis me refuser à citer de suite ici ce que, dans la seconde moitié du xviiie siècle, le Dr Jean-Georges Zimmermann a été capable de produire en jugement logique sur Paracelse. Je crois que cela suffira surtout pour juger son auteur. « Paracelse vivait, dit ce médecin de la cour royale, comme un cochon, avait l'air d'un charretier, trouvait son plus grand plaisir dans la fréquentation de la plus basse, la plus dévergondée classe du peuple et était la plus grande partie de sa vie glorieuse tout à fait ivre. »

Zimmermann devait cependant, à la place de répéter et d'amplifier Eraste, connaître les jugements de Helmont, Giordano Bruno et de bien d'autres. Il aurait dû tenir compte de ce qui a été dit à Bâle même, endroit où, par amour-propre, on se défendait toujours de reconnaître les torts commis contre son plus célèbre professeur. En 1660, au jubilé des deux premiers siècles de l'Université de Bâle, le recteur de l'époque, Lucas Gernler, un théologien, dit dans son discours : « Theophrastus de Hohenheim, d'après le jugement des plus savants médecins, était un homme de haute culture ; si on prend en considération ses œuvres, un des plus grands. » Il ajoute : « bien que d'autres refusaient d'adopter ses théories et sa science. » Mais tous nos respects vont à ce recteur honnête et courageux.

Comme bouquet de divergences dans l'appréciation de Paracelse, je cite, parallèlement avec les jugements précédents, un passage d'un célèbre livre sur l'histoire de la médecine (13). « Il ne sera guère possible, dit le professeur Dr Haeser, de trouver dans toute l'histoire un médecin qui comprît avec un enthousiasme plus pur la tâche de sa vie, l'ait servi avec une conviction aussi fidèle, qui ait, avec un pareil sérieux, un si haut sentiment moral et une pareille dignité, compris les devoirs de sa vocation. »

Après tout ce que Paracelse a supporté, je demande qui ne deviendrait pas irrité et dégoûté. Il est donc pardonnable si quelquefois il se sert d'expressions singulières. Vraiment il a montré une noble et incroyable patience. Quand on connaît son caractère, on est surpris, après toutes les injustices supportées à Bâle, de le voir écrire à Boniface Amerbach « que par de pareilles grossièretés une tourterelle se fâcherait ». Paracelse sans doute n'avait rien d'une tourterelle.

« Il se plaisait aux néologismes et aux mots orduriers. »

Je ne lui connais pas un mot ordurier. Quant aux néologismes, je ne relève que le reproche qu'il s'était affublé de noms sonores. C'est une profonde erreur. Philippus, Aureolus, Theophrastus sont les prénoms que le père lui a donnés à son baptême, Bombaste de Hohenheim est son titre de noblesse qui remonte au xiiie siècle, d'après d'autres même au xiie.

Paracelse est la traduction du nom de Hohenheim, d'après la méthode des médecins et des savants de son temps. Il était donc parfaitement en droit de porter tous ses noms et prénoms. Le faisait-il? Jamais. Le plus souvent il signait simplement « Theophrastus » ou « Theophrastus de Hohenheim », peu de fois « Theophrastus Bombastus ex Hohenheim ». Le nom Philippe se trouve sur son monument funéraire à Salzbourg. Il se dit « Aureolus » une seule fois, lorsqu'il se déclare en opposition avec Théophraste, l'élève d'Aristotelès. Mais si Paracelse ne se servait pas de tous ses noms, ses éditeúrs, longtemps encore après sa mort, les mettaient sur les titres des livres dans leur propre intérêt.

De toutes les calomnies d'Eraste, qui en médecine déclarait Galène et Avicenne l'évangile de la science, et qui en théologie accordait aux sorciers des pouvoirs surnaturels (par exemple de produire de violents orages), je ne retiens que la plus perfide. C'est cette âme charitable de ce théologien, Eraste, qui a jeté un jour louche sur Paracelse comme ennemi des femmes. Son anecdote est inventée de toutes pièces. Elle prétend que, dans sa jeunesse, en Carinthie, Paracelse avait eu affaire avec des soldats qui ensuite l'avaient castré. C'est sans doute de la finesse théologique, mais une vengeance ordurière.

Le livre d'Eraste sur Paracelse (Disputationes quatuor contra Paracelsum, etc.) a paru à Bâle, en 1572, donc, bien longtemps après la mort de celui-ci. D'un côté, on est heureux à la pensée qu'il n'a jamais connu ces infamies. Mais que faut-il penser d'un homme de l'évangile qui, plus de trente après la mort d'un savant qui ne lui avait jamais fait le moindre mal, qui ignorait absolument son existence, soit capable de déposer dans un livre une pareille dose de venin contre un de ses semblables, — puisque nous nous trouvons devant un théologien chrétien, nous sommes en droit de faire allusion à son absolu manque de logique.

Comme nous parlons d'Eraste, ajoutons encore un trait qui jettera le jour le plus triste sur cette bien singulière mentalité. Dans son livre « Dissertatio de lamiis et Strigibus » (Bâle, 1578), il s'efforce de prouver la réalité de tout ce qu'on reprochait aux sorciers et sorcières. Il assure (5) (tome IV, p. 45) que les autorités se rendraient coupables d'un grand crime, si elles ne purgeaient (!) pas la terre de tels monstres (!). On frémit devant le mal qu'un professeur en médecine et en théologie provoquait et soutenait par cette épouvantable et sanguinaire doctrine. Et cependant, depuis longtemps, le docteur Weyer, ce courageux et noble cœur, avait publié son livre contre la barbarie de la justice de son époque contre les sorciers et avait prouvé de la façon la plus éclatante que la sorcellerie n'existait que dans l'imagination et que très souvent il s'agissait de malade.

Mais, déjà avant Weyer, des savants luttaient énergiquement contre la procédure et tout l'horrible système de justice employés contre des prétendus malfaiteurs du nom de « sorciers ». C'est en 1489 que le célèbre chancelier du Tyrol, le docteur Ulricus Molitoris, un jurisconsulte celui-là, publiait à Constance (14) son livre contre cette effrayante barbarie, soutenue uniquement par l'Eglise, et en traitant d'ignorants ou de scélérats tous ceux qui par intérêt (toujours le vrai motif) tâchaient de maintenir ce système cruel, une des plus regrettables erreurs de l'humanité. Et un siècle plus tard, un théologien chrétien osa prêcher la destruction en masse de pauvres êtres humains ayant besoin de secours médicaux et de conseils moraux. Après un jurisconsulte comme le docteur Ulricus Molitoris et un médecin comme Weyer, ce prétentieux et vaniteux théologien Eraste fomentait contre la sorcellerie et encourageait les autorités (qui du reste ne demandaient pas mieux) à « purger » la [terre de ces monstres. « Et vous ne serez que des criminels, écrit-il, aux autorités , si vous ne détruisez pas ces monstres. »

Il y aurait beaucoup de choses surprenantes à raconter encore sur Eraste. Je veux le laisser tranquille. Mais ici il était indispensable qu'on le caractérise, en passant. Si on ne se soucie pas davantage que lui du désastre produit par ses calomnies, on mérite la lumière par quelques rayons de vérité. Mais autrement ce personnage nous dégoûte profondément.

Il faut ajouter que l'ivrognerie de Paracelse a été inventée par son élève très ingrat, mais aussi très ignorant en médecine. Après la mort de son maître, alors incontestablement le plus célèbre médecin, Oporin a rétracté sa médisance en affirmant qu'il n'avait pas été capable de saisir l'importance de Paracelse et qu'il ne se doutait pas d'avoir affaire à un savant de cette supériorité. Ce qui nous fait le plus comprendre l'âme noble de ce philologue, ce sont ses remords, exclusivements matériels, c'est vrai, d'avoir ignoré la grande valeur des œuvres manuscrites que Paracelse lui avait dictées et de s'en être défait à un si vil prix. Décidément Paracelse n'était pas bien compris par beaucoup de ses contemporains.

C'est ensuite Bullinger, le beau-fils de Zwingli, et réformateur lui-même, qui, après avoir vu Paracelse à Zurich, en 1527, racontait à Eraste qu'il était habillé comme un charretier. Ailleurs, le lecteur trouvera la réponse de Paracelse même à ce stupide reproche. Disons simplement qu'il ne pouvait guère être autrement, Paracelse voyageant constamment à cheval, habillé pratiquement, et ne faisant, du reste, aucun cas de la mode et des habitudes. Il est, en effet, étonnant de lire l'inventaire de sa succession à cause du grand nombre d'objets d'harnachement et de monture.

« Nous autres Suisses, dit Paracelse, nous ne sommes pas nourris avec des figues, du pain fin et du mèthe, mais élevés avec du fromage et du pain d'avoine. Cela produit des hommes énergiques, et non pas des enfants gâtés. »

A un autre endroit. « Ceux qui sont habillés d'une façon opulente et élevés en gâteries par les dames, et nous qui avons grandi entre les sapins, nous ne nous comprendrons pas facilement. »

Le pasquille ne contient pas ce reproche et, comme je l'ai déjà dit, non plus celui de l'ivrognerie. C'est suffisamment typique. Il faut donc les abandonner comme calomnie.

C'est après la mort de Paracelse que le théologien Eraste s'est chargé de calomnier méthodiquement le plus célèbre savant de l'époque. Ce livre est resté la base, jusqu'à nos jours, de toutes les médisances répétées à ce sujet.

On doit ajouter que jamais les savants sérieux, indépendants et équitables n'ont adopté Eraste. Ses élucubrations sont visiblement trop venimeuses et trempées dans le mensonge haineux. Sans documents, sans preuves, sans aucune mesure, aveuglé par une colère intempestive, ce théologien-médecin insulte rageusement et ordurièrement. Les propres paroles de Paracelse (dans ses deux lettres à Boniface Amerbach) s'appliquent le mieux à Eraste. « La vérité nous attire la haine, » dit-il.

Qu'on compare à côté de la mesquinerie d'Eraste le jugement de Giordano Bruno : « Visiblement, lit-on ici, Paracelse disposait de connaissances plus profondes des sciences médicales et des remèdes que Galène, Avicenne et tous les médecins. »

Le reste des reproches consiste en de telles niaiseries,

sans la moindre preuve à l'appui, que je jugerais comme temps perdu d'y répondre.

Evidemment, quand Paracelse dit à ses collègues, les médecins de son époque, « qu'ils n'ont que le vernis de la science, qu'ils couvrent leur imbécillité avec des chapeaux rouges, qu'ils se promènent ornés comme une idole de temple, qu'ils devraient avoir honte devant le bon Dieu, que, s'ils n'étaient pas grimés et ornés ainsi, personne ne saurait qu'il s'agit de médecins, ils ne possèdent des universités que le manteau rouge et la barrette, qu'en un mot on ne voit que de prétentieuses têtes carrées », j'avoue que je le trouve un peu raide, mais c'est Paracelse qui parle. Je m'incline. Dans ces conditions il est en quelque sorte compréhensible qu'un Eraste, beaucoup plus théologien que médecin, excessivement vaniteux comme professeur de l'Université de Heidelberg, ait relevé le gant et fabriqué, dans une sainte rage, le livre en question.

On sait qu'au seizième siècle les polémiques entre savants, même entre hommes d'église, pouvaient contenir les choses les plus cruellement épicées, sans qu'en général on y ajoutât beaucoup d'importance. C'était le goût, la direction d'esprit de l'époque. C'est aussi pourquoi je prêche toujours la prudence à tous ceux qui écrivent, *à notre époque*, sans s'inquiéter de l'histoire de la culture du xvie siècle et particulièrement de l'époque de la réformation. Tous les esprits de cette période se montrent surexcités, beaucoup, pour ne pas dire tous, démesurés dans les expressions. Quant au pamphlétisme de ce temps-là, le nôtre ressemble à une véritable galanterie à côté. On était habitué à entendre, même dans la chaire des cathédrales, les expressions les plus grossières, les allusions les plus directes et les anecdotes les plus grotesques. C'est pourquoi je trouve, après les expressions contenues dans le pasquille contre Paracelse, qu'il s'est exprimé avec extrêmement de politesse dans son recours au conseil de Bâle. Encore par ce fait il a prouvé qu'il se trouvait infiniment au-dessus de tout ce qui l'entourait.

Après cette constatation, c'est-à-dire qu'au xvi⁰ siècle les mœurs étaient dures et la culture encore primitive, devons-nous pardonner à des prétentieux individus du xviii⁰ et du xix⁰ siècle, qui, sans aucune intelligence, sans aucune réflexion, transmettent les grossièretés du xvi⁰ siècle d'un Eraste, même encore amplifiées, dans leur époque, entièrement transformée comme culture, comme expression de leur conviction? Non, jamais! Nous devons les combattre, ce qui deviendra tous les jours plus facile, et nous devons les renvoyer devant le jugement logique des historiens modernes.

Pour expliquer le caractère sans doute original de Paracelse, Kahlbaum (11) clôture sa belle conférence par l'observation suivante : « La vie dure qu'il menait, remplie des travaux les plus assidus et les plus consciencieux, ses expériences chimiques qu'il poursuivait continuellement, le plus souvent avec des installations insuffisantes et dangeureuses pour la santé, ses nombreux essais et ses travaux minutieux avec des poisons métalliques, à l'exclusion de toute précaution, — ensuite ses souffrances morales causées par la calomnie, la médisance, le plus souvent par ceux auxquels il n'avait rendu que des services, en somme une longue série de déceptions cruelles qui le poursuivaient toute son existence durante ont prématurément brisé ce corps très médiocre comme résistance. »

Pour aujourd'hui, je laisse reposer ma plume. J'ai tenu à dire, une fois de plus, combien il est injuste de répéter les calomnies contre Paracelse alors que toute la science moderne a prouvé leur fausseté. Je pourrais faire suivre mon exposé d'appréciations sur de pareils procédés. Je m'en abstiens. Mais à l'avenir je réclamerai avant tout des preuves aux assertions malveillantes.

Il ne s'agira pas de venir nous citer Eraste, Zimmermann, Fischer, ainsi que ceux qui les ont copiés. Ces calomnies sont classées comme telles. Il faudra présenter des preuves positives, des documents. Mais ce sera en vain, il n'en existe pas et il n'en a jamais existé. Puisqu'on continue d'attaquer frivolement un mort, il faut que la science tout entière proteste de son indignation, et force les historiens à faire des études consciencieuses avant d'écrire de « l'histoire ».

Genève, décembre 1910.

BIBLIOGRAPHIE

—

1. Dr L. Meunier, *Histoire de la Médecine depuis ses origines jusqu'à nos jours*. Préface par le professeur Gilbert Ballet, président de la Société française d'Histoire de la Médecine. Paris, 1911.

2. Dr Millot-Carpentier. *Nos ancêtres. Etude historique abrégée de la médecine depuis les temps les plus reculés jusqu'au commencement de ce siècle.* Préface par M. le Dr I. V. Laborde. Paris, 1898.

3. B. Reber, *Quelques appréciations sur Théophrastus Paracelsus.* Extrait du Bulletin de la Société d'histoire de la Médecine. Paris, 1907.

4. B. Reber, *Ein Wort über Paracelsus*, Als Vorbemerkung für eine ausgedehntere Studie. Pharmaceutische Post. Wein, 1908 (tirage à part).

5. (A.-I.-L. Jourdan), *Dictionnaire des sciences médicales. Biographie médicale.* Paris, 1820. Paracelse, t. VI, pp. 361 à 363.

6. Karl Sudhoff, *Versuch einer Kritik der Echtheit von Paralcelsischen. Schriften.* (En trois volumes, Berlin, 1894, 1898 et 1899.)

7. Carl Aberle, *Grabdenkmal, Schädel und Abbildungen des Teophrastus Paracelsus* (avec **6** tables). Salzbourg, 1891.

8. Eduard Schubert und Karl Sudhoff, *Paracelsus Forschungen.* Frankfurt a. M., 1887 und 1889 (2 cahiers).

9. Hermann Conring, *De Hermetica medicina.* Première édition 1648, seconde Helmstadt 1669.

10. P. Raymond Netzhammer, O. S. B., *Theophrastus Paracelsus*. Das Wissenswerteste über dessen Leben, Lehre und Schriften. Einsiedeln, 1901.

11. Georg W. A. Kahlbaum, *Theophrastus Paracelsus* (Une conférence donnée en honneur de Théophraste de Hohenheim, le 17 décembre 1893, au Bernoullianum, à Bâle). Bâle, 1894.

12. Karl Sudhoff, Exposition historique de médecine et les sciences naturelles Düsseldorf, 1898 (Catalogue, p. 135).

13. Haeser, Prof. Dr Grundriss der Geschichte der Medicin. Iena, 1884.

14. Franz-Xav. Wöber, *Dr Ulricus Molitoris*. Kanzler von Tirol und die Familie Reber. Wien, 1902.

Poitiers. — Imp. BLAIS et ROY, 7, rue Victor-Hugo, 7.

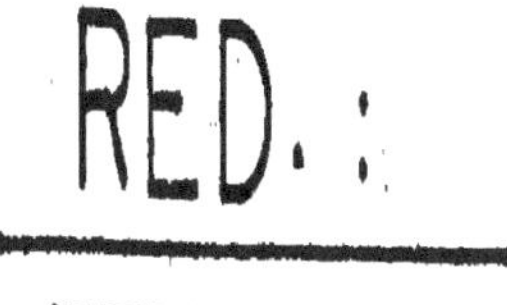

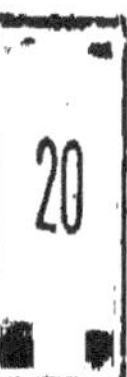

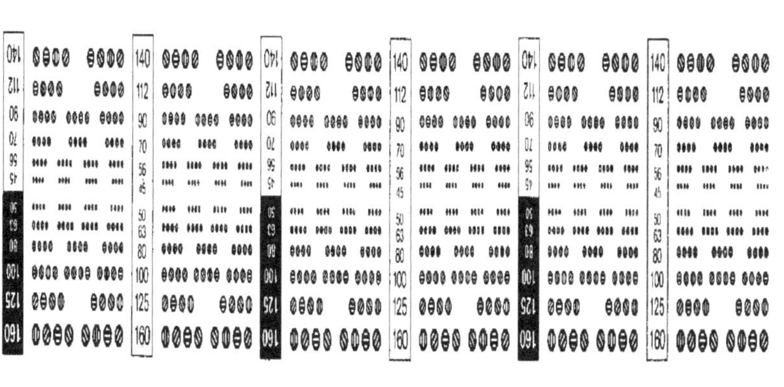

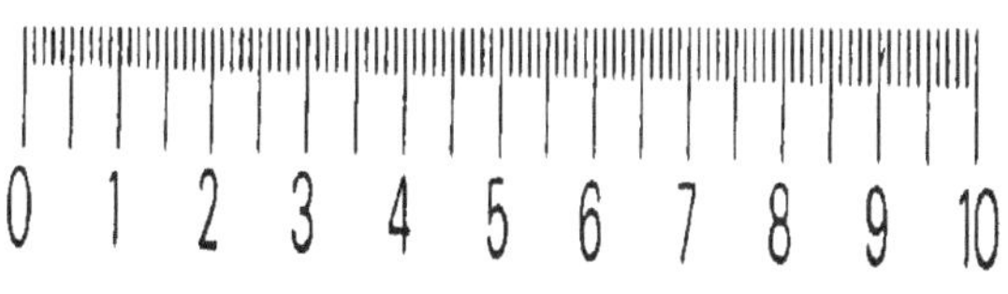

MIRE ISO N° 1
NF Z 43-007
AFNOR
Cedex 7 – 92080 PARIS-LA-DÉFENSE

370.80.70
graphicom

BIBLIOTHEQUE

NATIONALE

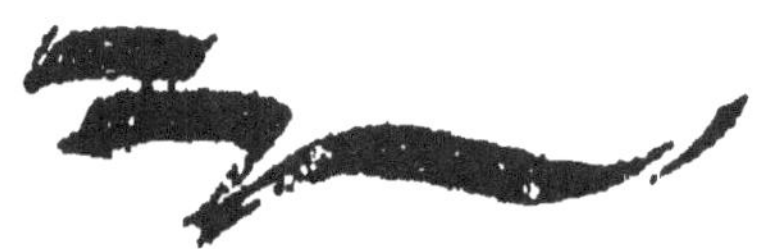

CHATEAU

de

SABLE

1992